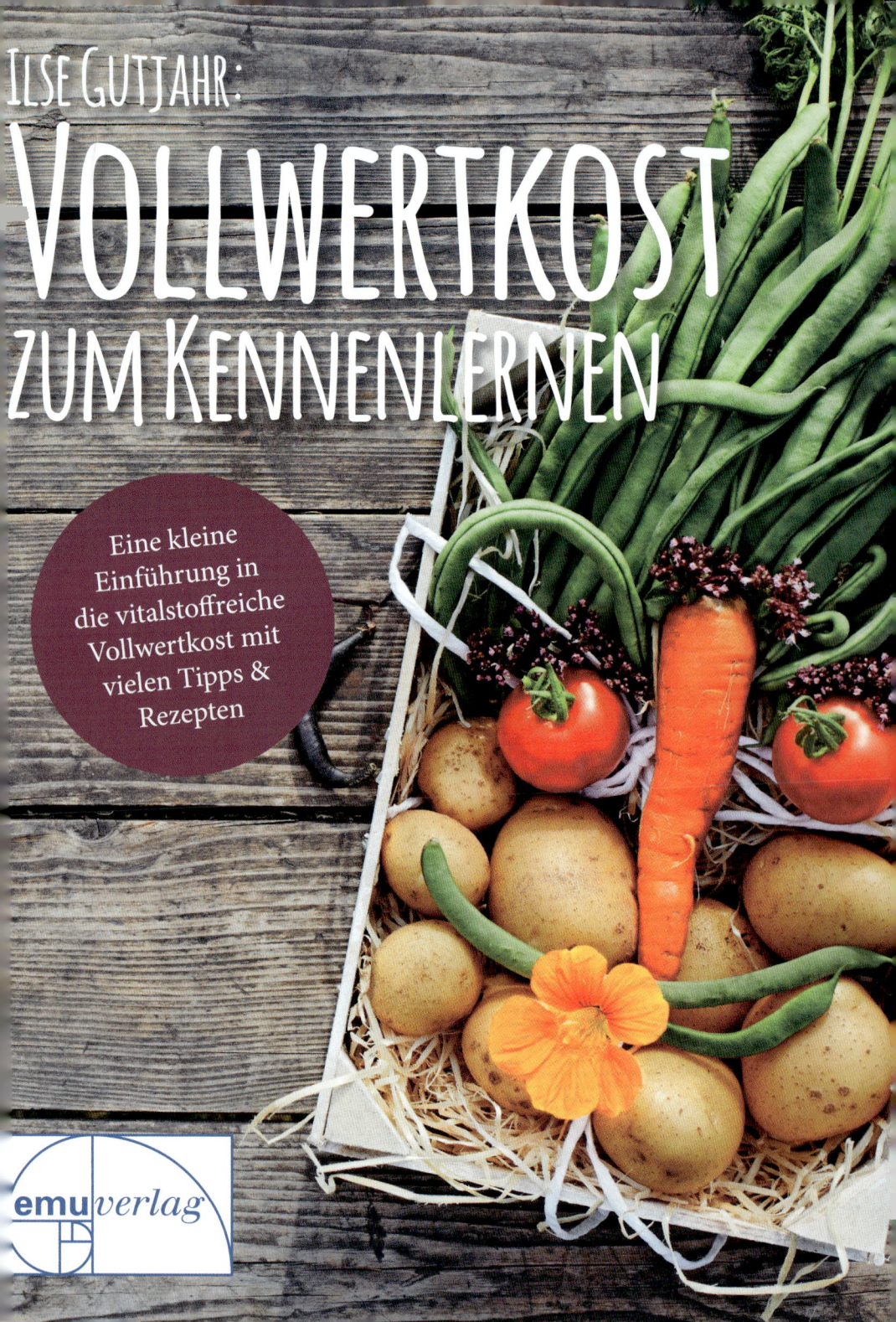

Ilse Gutjahr:

VOLLWERTKOST
zum Kennenlernen

Eine kleine
Einführung in
die vitalstoffreiche
Vollwertkost mit
vielen Tipps &
Rezepten

emu verlag

Liebe Leserinnen und Leser,

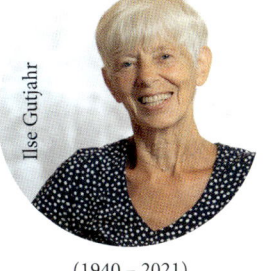

Ilse Gutjahr

viele von Ihnen lesen vielleicht zum ersten Mal etwas über vitalstoffreiche Vollwertkost. Deshalb möchte ich hier in kurzen Sätzen die Grundlagen erklären. Vollwertkost ist keine Diät, sondern die beste Art, Ihre Gesundheit zu erhalten.

(1940 – 2021)

Jede Diät soll Organe schonen, aber wer sich schont, bringt keine Leistung. Sie sind jedoch auf die Leistung Ihrer Organe angewiesen, wenn Sie gesund bleiben oder werden wollen.

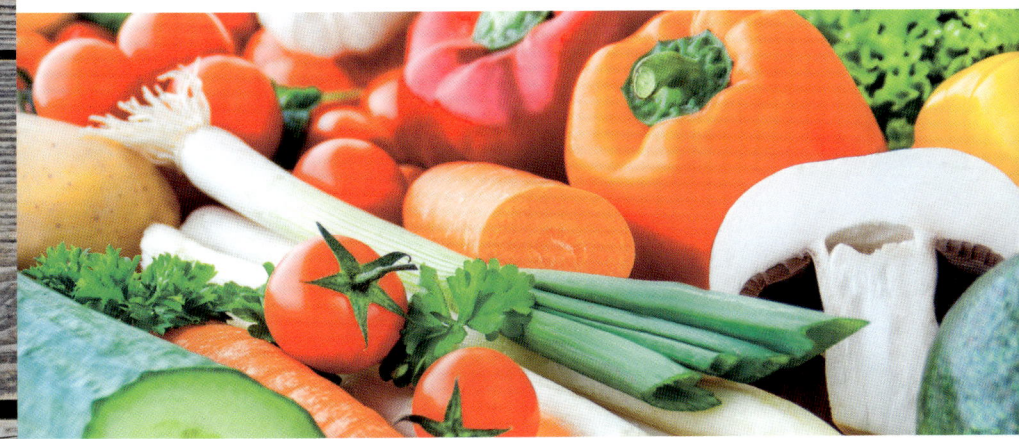

Die vitalstoffreiche Vollwertkost bewirkt, dass Ihr Organismus die richtigen Stoffe zum Arbeiten erhält – dass er gefordert wird. Dabei können Sie das Kalorienzählen vergessen und essen, solange Sie Hunger haben, denn es kommt in erster Linie auf die Qualität der Nahrung an und weniger auf die Quantität. Kaum zu glauben – aber wahr!

Vitalstoffreiche Vollwertkost enthält alle Vitalstoffe (vita = lateinisch: das Leben), die zur Erhaltung oder Wiedererlangung der Gesundheit notwendig sind: Vitamine, Mineralstoffe, Spurenelemente, Enzyme / Fermente, ungesättigte Fettsäuren, Aromastoffe, Faserstoffe (sog. Ballaststoffe).

Ernährungsbedingte Zivilisationskrankheiten

Die moderne Ernährungsforschung hat nachgewiesen, dass folgende Krankheiten ernährungsbedingt sind:

1. Gebissverfall, Zahnkaries, Parodontose und Zahnfehlstellungen. Letztere als Folge der Ernährungsfehler der vorigen Generationen.

2. Erkrankungen des Bewegungsapparates, die sogenannten rheumatischen Erkrankungen (Arthrose, Arthritis, Wirbelsäulen- und Bandscheibenschäden).

3. Alle Stoffwechselkrankheiten wie Fettsucht, Zuckerkrankheit, Leberschäden, Gallensteine, Nierensteine, Gicht usw.

4. Die meisten Erkrankungen der Verdauungsorgane wie Stuhlverstopfung, Leber-, Gallenblasen-, Bauchspeicheldrüsen- sowie Dünn- und Dickdarmerkrankungen, Verdauungs- und Fermentstörungen.

5. Gefäßerkrankungen wie Arteriosklerose, Herzinfarkt, Schlaganfall und Thrombosen.

6. Mangelnde Infektabwehr, die sich in immer wiederkehrenden Katarrhen und Entzündungen der Luftwege, den sogenannten Erkältungen, und in Nierenbecken- und Blasenentzündungen äußert.

7. Die meisten der sogenannten Allergien.

8. Manche organischen Erkrankungen des Nervensystems.

9. Auch an der Entstehung des Krebses ist die Fehlernährung in erheblichem Maße beteiligt.

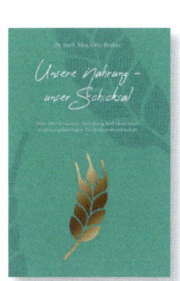

Alles zum Thema erfahren Sie in dem Standardwerk der modernen Ernährungswissenschaft von

Dr. med. Max Otto Bruker: „Unsere Nahrung, unser Schicksal", siehe Seite 33

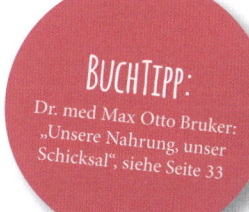

BuchTipp:
Dr. med Max Otto Bruker: „Unsere Nahrung, unser Schicksal", siehe Seite 33

Vitalstoffreiche Vollwertkost

Und so einfach ist das Prinzip:
Bei der vitalstoffreichen Vollwertkost sollten vier Dinge gemieden und vier Dinge gegessen werden.

Zu meiden sind:

- Alle Fabrikzuckerarten (weißer Zucker, brauner Zucker, Fruchtzucker, Traubenzucker, Milchzucker, Malzzucker, sog. Vollrohrzucker, Sucanat, Ur-Süße, Ur-Zucker, Rapadura, Sirup, Apfeldicksaft, Birnendicksaft, Ahornsirup, Agavensirup, Melasse, Frutilose, Maltodextrin, u.a.m.) und damit gesüßte Nahrungsmittel
- Auszugsmehle und Produkte daraus
- Fabrikfette (z. B. Margarine, gewöhnliche Bratfette, raffinierte Öle)
- Säfte, gekochtes Obst, Trockenfrüchte. Dieser letzte Punkt gilt besonders für Leber-, Galle-, Magen-, Darmempfindliche

Sie sollten täglich essen:

- Frisches Getreide, z. B. als Frischkorngericht/Frischkornbrei
- Vollkornprodukte, z. B. Vollkornbrot, Vollkornnudeln, ungeschälten Reis
- Frischkost (Salate aus rohem Gemüse und rohem Obst)
- Natürliche Fette (Butter, Sahne, sogenannte kaltgepresste Öle)

Je stärker Sie an der Erhaltung oder Wiederherstellung Ihrer Gesundheit interessiert sind, umso intensiver sollten Sie diese Empfehlungen beachten.

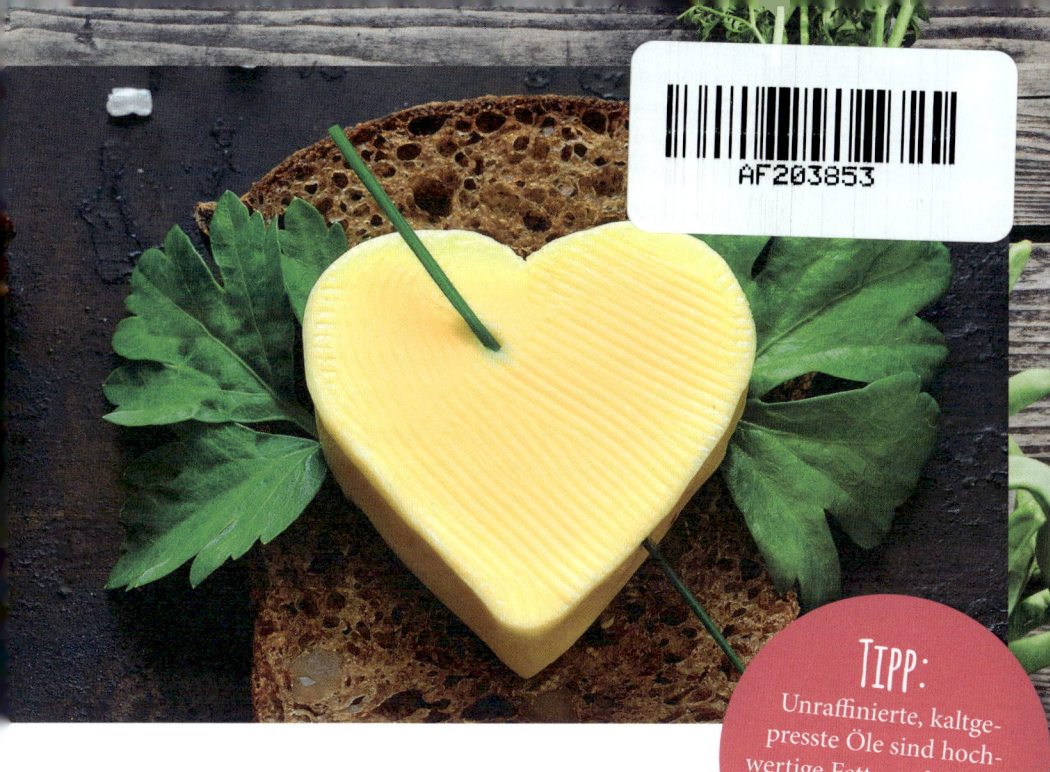

TIPP:
Unraffinierte, kaltge-
presste Öle sind hoch-
wertige Fette und können
großzügig verwendet
werden. Fett macht
nicht fett (Fett)!

Und wenn Sie nun Befürchtungen haben, dass
Sie auf Ihr Lieblingsessen verzichten müssen,
kann ich Sie beruhigen.

Manchmal genügt nämlich eine kleine Änderung bei den
Zutaten, und schon bleibt Ihnen Ihr Leibgericht erhalten und ist
trotzdem Vollwertkost.

Ihre

Ilse Gutjahr

Frisches Getreide – Frischkorngericht – Frischkornbrei

Frisches Getreide steht bei der Vollwertkost an erster Stelle. Damit wird der Bedarf an Vitamin B1, anderen Vitaminen und sonstigen Vitalstoffen gedeckt. Am besten schmeckt es als Frischkorngericht, das Sie genauso einfach in den Speiseplan einbauen können wie Salate.

Frischkornbrei wird aus Roggen, Weizen oder aus einer beliebigen Getreideart oder Getreidemischung hergestellt. Dazu werden 3 Esslöffel (etwa 50 Gramm) Getreide in einer Getreidemühle, einem Mixapparat oder in einer Kaffeemühle grob geschrotet. Das Mahlen muss jedesmal frisch vor der Zubereitung vorgenommen werden. Nicht auf Vorrat mahlen! Dabei spielt es keine Rolle, ob die Getreidemühle mit Mahlsteinen oder einem Stahlmahlwerk arbeitet.

Das gemahlene Getreide wird mit ungekochtem, kaltem Leitungswasser zu einem Brei gerührt und mehrere Stunden (bis 12) bei Zimmertemperatur stehen gelassen. Die Wassermenge wird so berechnet, dass nach der Quellung nichts weggegossen zu werden braucht. Dann wird dieser Brei tischfertig gemacht durch Zugabe von frischem Obst (je nach Jahreszeit), Zitronensaft, 1 Esslöffel Sahne und geriebenen Nüssen, nach Art des Bircher-Benner-Müslis.

Solange verfügbar, sollte man immer einen Apfel hineinreiben und sogleich untermischen, bevor er braun wird. Der geriebene Apfel macht das Frischkorngericht besonders luftig und wohlschmeckend.

Übrigens: Trockenfrüchte gehören nicht in ein Frischkorngericht …
Es ist ohne Belang, zu welcher Tageszeit dieses Gericht genossen wird. Wichtig ist, dass Sie es überhaupt essen.

Zubereitung nach Dr. Evers

Um das Frischkorngericht zu essen, benötigen Sie nicht unbedingt Maschinen, Getreidemühlen o. ä. Sie können das Getreide auch keimen lassen! In diesem Fall nehmen Sie keine Mischung, sondern nur eine Getreideart. 3 Esslöffel Weizen oder Roggen werden über Nacht (etwa 12 Stunden) mit ungekochtem Leitungswasser bei Zimmertemperatur eingeweicht.
Am Morgen werden die Körner in einem Sieb mit frischem Wasser abgespült. Tagsüber lassen Sie das Getreide trocken stehen und bedecken es am besten mit einem feuchten Tuch.
Der Vorgang wird so lange wiederholt, in der Regel drei Tage, bis das Getreide keimt und die Keimlinge ca. 1-3 Millimeter lang sind. Dann wird es mit frischem Obst und Sahne zum Frischkornbrei verarbeitet (siehe vorstehendes Rezept).

Frischkost

Unter Frischkost verstehen wir Salate aus rohem Gemüse und rohem Obst. Ausserdem gehört zur Frischkost das beschriebene Frischkorngericht. Frischkost wird stets vor der warmen Mahlzeit gegessen!
Planen Sie etwa ein Drittel der Mittags- und Abendmahlzeit als Salat ein, und zwar nicht nur einseitig grünen Salat oder Mohrrüben, sondern möglichst verschiedene über und unter der Erde gewachsene Sorten. Für denjenigen, der es ganz genau machen will, ist es optimal, wenn er je zwei über und unter der Erde gewachsene Gemüsesorten, Blattsalat und frisches Obst kombiniert.

Bei der Frischkost sollte der Obstanteil nicht überwiegen, sondern im Verhältnis ein Drittel Obst zu zwei Dritteln Gemüse zusammengestellt sein. Je mehr Ihnen an der Erhaltung oder Wiederherstellung Ihrer Gesundheit gelegen ist, umso größer sollte der Frischkostanteil sein.

Das Essen muss außerdem Spaß machen, farbenfroh sein und die Zubereitung aus Überzeugung und nicht unter Zwang geschehen! Für die folgenden Salatrezepte werden die Soßen nach Möglichkeit zuerst angerichtet. Danach bereiten Sie die Frischkost zu.

WEISSKOHLSALAT

ZUTATEN

500 g Weißkohl
1/2 TL Kräutersalz
1/2 TL gemahlener Kümmel
1 kleine Zwiebel
1 großer Apfel

SOSSE

1 TL Senf
frische Kräuter
1 EL Obstessig
3-4 EL kaltgepresstes Öl
1 Messerspitze Pfeffer
evtl. 1/2 TL Honig

Kohl sehr fein schneiden oder hobeln. Mit Kräutersalz und Kümmel mischen und durchkneten. Zwiebel und Apfel würfeln und unterheben. Aus den übrigen Zutaten eine pikante Soße rühren und mit dem Kohl mischen. Gut durchziehen lassen.

STECKRÜBENSALAT

ZUTATEN

1 kleine Steckrübe
Ananas
Orange
Apfel
Banane

SOSSE

Zitronensaft mit Öl, Honig, Cayennepfeffer, Vollmeersalz und etwas Wasser verrühren.

Steckrübe fein reiben, Ananas, Orange und Banane in feine Scheiben schneiden. Apfel grob raspeln oder in Würfel schneiden.
Alles sofort in die vorbereitete Soße geben.
Sollte die Steckrübe einen zu herben Geschmack haben, ziehen Sie zum Schluss etwas süße Sahne darunter.

Rotkohlsalat

Zutaten

250 g Rotkohl
1 kleine Zwiebel
Saft 1/2 Zitrone
etwas Meersalz
weißer Pfeffer
1 Orange und Saft einer Orange

1 Apfel
4 EL kaltgepresstes Sonnenblumenöl
1 Banane
1 TL Honig
12 Walnusshälften

Kohl sehr fein hobeln. Zwiebel sehr fein schneiden, dazugeben.
Mit Vollmeersalz, Pfeffer und Zitronensaft würzen.
Orange schälen, die weiße Haut entfernen, klein schneiden.
Apfel würfeln. Banane in Scheiben schneiden.
Honig und Öl dazugeben, alles vermischen.
Mit Orangensaft übergießen und zugedeckt ziehen lassen, dann mit
Walnusshälften garnieren.

Fenchelsalat

Zutaten

1-2 Fenchelknollen, 2 Apfelsinen, 2 Äpfel

Fenchel waschen, putzen, halbieren
und fein hobeln, vorher Strunk entfernen.
Äpfel und Apfelsinen würfeln.

Soße I

Den Salat in einer Soße aus
4 EL Öl,
Saft einer halben Zitrone,
1/2 TL Senf
und einer Messerspitze
schwarzem Pfeffer anrichten.

Soße II

1 Becher Schmand,
4 EL kaltgepresstes Sonnenblumenöl, Saft
von 1/2 Zitrone,
etwas Vollmeersalz, 1 TL Honig,
1 kleine Prise schwarzer Pfeffer.
Fenchelgrün hacken und über den fertigen
Salat streuen.

Sauerkrautsalat

Frisches Sauerkraut vom Fass mit kaltgepresstem Leinöl oder Sonnenblumenöl, 1 MS Honig und frisch gemahlenem Pfeffer abschmecken. Nach Geschmack sehr fein geschnittene Knoblauchzehe zugeben, ebenso Senfkeimlinge.

Zweite Variation
Kraut zerkleinern und mit folgenden Zutaten mischen:
Möhre, fein gerieben, frische Gurke, Tomate, rote, gelbe und grüne Paprikaschoten (fein gewürfelt), Apfel (grob gerieben oder gewürfelt), Petersilie und Schnittlauch (fein geschnitten).

Alle Zutaten unter Zugabe von kaltgepresstem Öl und schwarzem Pfeffer mischen.

Rote-Bete-Salat

Rote Bete und Äpfel zu gleichen Teilen fein reiben und vermischen.
Kaltgepresstes Sonnenblumenöl hinzugeben.
Mit etwas Zitronensaft, Schmand und geriebenen Haselnüssen abschmecken.

Pikante Richtung
Mit Kümmel, Zwiebeln, Zitronensaft und etwas Kräutersalz abschmecken.
Oder, unter Verzicht auf Zwiebeln und Kümmel, mengt man ein frisch geriebenes Stück Meerrettich unter.

Tipp: Leinöl schmeckt mild. Wenn es bitter schmeckt, ist es überlagert (alt).

Bunter Salat

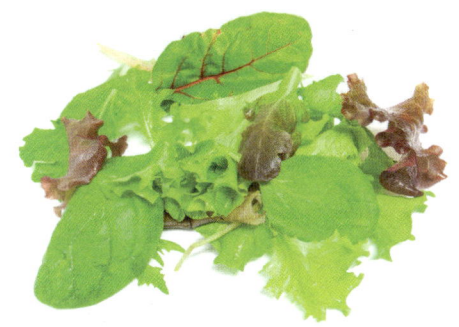

Zutaten

Chinakohl
Feldsalat
Endiviensalat
Tomaten (geviertelt)
Radieschen
Rosenkohl (sehr feine Scheiben)
Mohrrüben (gerieben oder in Scheiben)

Feldsalat, Endiviensalat in feine Streifen schneiden,
Chinakohl grob schneiden. Alles mischen und in folgender vorbereiteter
Soße anrichten:
Obstessig mit Honig mischen, Leinöl, Sonnenblumenöl oder Olivenöl
hinzufügen, mit Kräutersalz, etwas Senf und vielen frisch gehackten
Kräutern abschmecken.

Chicorée in Currysoße

Chicoreé
säuerlicher Apfel
Banane

Banane schaumig rühren oder in Scheiben schneiden, Apfel in Scheiben
schneiden oder würfeln. Chicoreé in ca. 1 cm breite Streifen schneiden.

Alles in folgende vorbereitete SCHMAND-SOßE geben und unterheben:

Schmand, Vollmeersalz, Curry, Sonnenblumenöl, 1/2 frisch gepresste
Knoblauchzehe, 1-2 TL Zitronensaft, eventuell mit etwas süßer Sahne
abschmecken.

Probieren Sie selbst neue Salate aus!

Es können fast alle Gemüsesorten für Rohsalate verwendet werden.

Blumenkohl

schmeckt zum Beispiel roh leicht haselnussartig – geraspelt und in der Schmand-Soße (siehe vorige Seite) angerichtet ist er ein Genuss!

Schwarzwurzeln

lassen sich nach dem gleichen Rezept zubereiten.

Spinat

fein geschnitten, vermischt mit Öl, Zitronensaft, fein gewürfelten Zwiebeln.

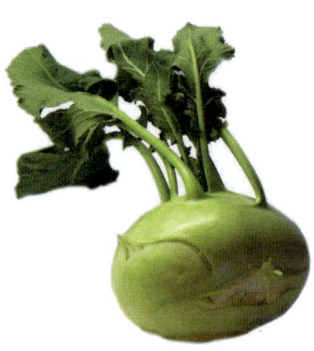

Kohlrabi

gemischt mit Gurke, Tomate, angemacht mit Öl, Petersilie und etwas Kräutersalz.

Ihrer Phantasie sind keine Grenzen gesetzt!
Sparen Sie nicht an Gewürzen!

Die o.g. Rezepte mit Mengenangaben sind für 4 Personen gedacht.
… und hier noch ein paar Salatsoßen – oft bringen sie die Gegner von Salaten erst auf den Geschmack. Ihre Familie und Gäste werden diese Dressings mit Begeisterung aufnehmen!

Senf-Sahne-Soße

4 EL süße Sahne	Dill
2-3 EL Senf	schwarzer Pfeffer
Saft von 1/2 Zitrone	1 TL Honig

Alles verrühren und mit Sahne oder Gemüsebrühe auf die gewünschte Beschaffenheit bringen.

Dill-Schmand-Soße

2 Becher Schmand	1 TL Honig
1 EL Zitronensaft	Cayennepfeffer
2 Bund Dill	Kräutersalz
Senf nach Geschmack	

Alle Zutaten verrühren.

Currysoße

3 Eier, hart gekocht	Kräutersalz oder Vollmeersalz
3 saure Gurken	Pfeffer
1 Becher Schmand	1 Prise Cayennepfeffer
3 EL Mayonnaise (s. Rezept)	1 EL Zitronensaft
2 TL Curry	

Die hartgekochten Eier abschrecken, pellen und sehr fein hacken. Gurken in kleine Würfel schneiden. Mit allen Zutaten zu einer cremigen Soße verrühren und herzhaft abschmecken!

Gehen Sie sparsam mit Salz um! Verwenden Sie kein jodiertes Salz, denn der Dauergebrauch ist schädlich! Kaltgepresste Öle sind hochwertige Fette und können großzügig verwendet werden. Fett macht nicht fett!

Grundrezept Mayonnaise

2 Eigelb
1 TL Senf
1 Prise Vollmeersalz
1/8 l kaltgepresstes Sonnenblumenöl

Alle Zutaten müssen etwa die gleiche Temperatur haben – am besten Zimmertemperatur. Eigelb (roh oder gekocht) und Senf miteinander verrühren. Während des Rührens das Öl in kleinen Portionen langsam dazugießen.

Wenn die Mayonnaise steif ist, 2–3 EL heißes Wasser hinzufügen und wieder gut verrühren.

Dieses Grundrezept kann beliebig verändert werden. Um eine „leichtere" Mayonnaise zu erhalten, können Sie Sahne steif schlagen und unterziehen. Sie können die Grundmasse aber ebenso mit Schmand oder Mandelmus verändern. Haben Sie Mut zum Variieren!

Kräutersoße

2 Becher Schmand
Sonnenblumenöl oder Olivenöl
Senf
Balsamicoessig
1 gestrichener TL Honig
viele frische Kräuter, fein gehackt
Kräutersalz
frisch gemahlener Pfeffer

Alle Zutaten verrühren, pikant abschmecken und eventuell mit heißem Wasser auf eine dickflüssige Konsistenz bringen.

Kalte Tomatensoße

2 Becher Schmand
Vollmeersalz
Pfeffer
1 Messerspitze Peperoni (sehr scharf)
1 sehr fein gewürfelte Zwiebel
Petersilie, Schnittlauch, fein geschnitten
1 TL Honig
2 - 3 EL kaltgepresstes Olivenöl
500 g Tomaten

Die Tomaten mit dem Mixer pürrieren, alle anderen Zutaten unterrühren.
Herzhaft abschmecken.

Warme Gerichte

Die Zubereitung der Frischkost gelingt allen!
Immer wieder werde ich aber nach der Zusammenstellung der warmen
Mahlzeiten gefragt. Da herrscht oft Ratlosigkeit.

Machen Sie es sich nicht so schwer. Tauschen Sie lediglich einige minder-
wertige Dinge gegen vollwertige aus, z. B. Margarine und übliches Bratfett
gegen Butter und kaltgepresste Öle, Auszugsmehl gegen Vollkornmehl.
War für Ihre Familie bisher Schnitzel, gemischtes Gemüse und Salzkartoffeln ein Lieblingsessen, dann sollten Sie es ihr nicht sofort abgewöhnen.

Ändern Sie die Mahlzeit wie folgt:
Zuerst gibt es einen Salat vorweg (s. Vorschläge), die üblichen Salzkartoffeln
ersetzen Sie durch Pellkartoffeln, die in Kräuterbutter geschwenkt werden.
Das gemischte Gemüse dünsten Sie bissfest in wenig Wasser und richten
es mit zerlassener Butter an. Sind Sie eine Gemüsesoße gewohnt, binden
Sie diese mit Vollkornmehl oder Reismehl anstatt mit Auszugsmehl.
Das Fett wird niemals mitgekocht, sondern erst nach dem Kochen
zugegeben!

Fleisch kann, muss aber nicht gegessen werden.
Durch das bloße Weglassen der Fleischportionen wird niemand gesünder, wenn die übliche Kost nicht besser als vorher zusammengestellt wird, d. h. wenn sie nicht vollwertig ist.

Leider hat aber der tägliche Fleisch- und Wurstverbrauch solche Ausmaße angenommen, dass andere gesunde, vollwertige Lebensmittel stark verdrängt wurden und eine Eiweißüberernährung heute die Regel ist. Die Fleischfrage müssen Sie also Ihrer Gesundheit oder Ihrer Lebensauffassung entsprechend lösen …

Doch hier zunächst einige Vorschläge für warme Mahlzeiten:

Rahmkartoffeln – goldbraun überbacken

20 g Butter
500 g rohe, hauchdünn geschnittene Kartoffeln (ungeschält)
4 EL feine Zwiebelwürfel (in Butter blond angeschwitzt)
4 EL Gemüsebrühe
1/8 l süße Sahne
Vollmeer- oder Kräutersalz
Muskatnuss, gerieben
50 g geriebener Käse

Eine flache, feuerfeste Form mit Butter ausstreichen, mit Kartoffelscheiben gleichmäßig auslegen. Zwiebelwürfel darüberstreuen, Brühe mit etwas Vollmeersalz und Muskat pikant abschmecken und über die Kartoffeln gießen.

Dann Sahne darübergießen und alles mit geriebenem Käse bestreuen.
Bei 200 Grad ca. 35-40 Minuten im Backofen hellbraun backen.
Gelingt auch ohne Käse!

Pellkartoffeln vom Blech

Kartoffeln gründlich waschen und abbürsten, der Länge nach halbieren. Die Schale mehrmals mit einem Messer leicht einritzen. Die Kartoffeln mit der Schnittfläche auf ein gefettetes Blech setzen. Kartoffeln mit Öl einpinseln und mit Kräutersalz bestreuen, je nach Geschmack auch mit Kümmel.
Im vorgeheizten Ofen bei 200 Grad 15 - 20 Minuten backen.
Dazu schmeckt hervorragend ein pikanter Kräuterdip!
(s. Rezept auf Seite 14)

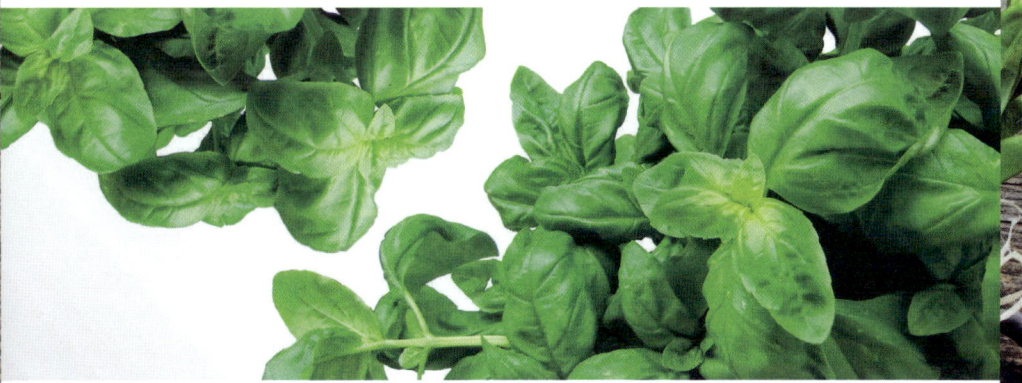

Spaghetti mit Basilikum

500 g Vollkorn-Spaghetti aus Vollkorn**mehl** (nicht aus Grieß)
Olivenöl
frisches Basilikum
Parmesan (möglichst frisch gerieben)
nach Belieben fein gehackte Knoblauchzehen

Spaghetti in reichlich kochendes Salzwasser geben.
So viel Wasser nehmen, dass die Spaghetti darin schwimmen können.
Garzeit etwa 5 Minuten, damit sie noch Biss haben.
Im Durchschlag gut abtropfen lassen, mit unraffiniertem, kaltgepresstem Olivenöl vermengen. Grob geschnittenes, frisches Basilikum (und nach Belieben Knoblauch) unterheben und mit Parmesan bestreuen.

Nussküchle

200 g alte Vollkornbrötchen oder altes Vollkornbrot
150 g Käse (Gouda, Emmentaler o. ä.)
100 g Haselnüsse
2 Zwiebeln

Alle Zutaten durch den Fleischwolf oder eine Gemüseraffel drehen.
Die Masse unter Wasserzugabe zu einer festen Konsistenz verkneten.
Es kann zusätzlich mit 2-3 EL frisch gehackter Petersilie gewürzt werden.
Kleine Frikadellen formen und in der Pfanne knusprig braten.

Grünkernklößchensuppe

30 g Butter
1/8 l Flüssigkeit (halb Sahne, halb Wasser)
70 g Grünkern fein mahlen
1 Ei
Vollmeersalz und Kräutersalz
Muskatblüte
1 l Gemüsebrühe

TIPP:
Grünkernmehl eignet sich hervorragend zum Legieren von pikanten Suppen. Auch Soßen lassen sich gut damit binden.

Butter im Topf zergehen lassen – nicht bräunen! – 1/8 l Flüssigkeit, Salz und Gewürze nach Geschmack zugeben. Wenn die Flüssigkeit kocht, das Grünkernmehl auf einmal hineinschütten und mit einem Kochlöffel so lange weiterrühren, bis sich die Masse als Kloß vom Topf löst. Abkühlen lassen.

Nach Abkühlung das Ei hineinkneten. Gelingt auch ohne Ei!
Inzwischen 1 l Brühe zum Sieden bringen und mit dem Löffel kleine Klößchen abstechen und in die köchelnde Brühe legen.
Klöße bei geschlossenem Deckel leicht ziehen lassen – nicht mehr kochen – bis sie oben schwimmen!
Mit frisch gehackten Kräutern servieren.

MATHILDES MOHNKUCHEN

Hefeteig:
250 ml lauwarmes Sahnewasser
(Mischung 1/2 und 1/2)
1/2 Würfel Hefe darin auflösen,
300 g Dinkel, frisch gemahlen, unterrühren,
und 30 Minuten gehen lassen
250 g Dinkelmehl nach und nach zugeben
100 g Honig
120 g weiche Butter

Alles miteinander gut verkneten. Es soll ein weicher, nicht mehr klebriger Teig entstehen. Auf einem gefetteten Blech ausrollen, kleinen Rand hochziehen und noch einmal gehen lassen.

Füllung:
250 ml Sahnewasser (Mischung 1/2 und 1/2) aufkochen
200 g Mohn, fein gemahlen, zugeben und kurz mitkochen
1 abgeriebene Zitronenschale (Bio) oder 1 EL Zitronat (selbst hergestellt aus Honig mit geriebener Zitronenschale)
1 TL Zimt
2 Äpfel, grob geraspelt
4 EL Honig nach Geschmack zugeben

Die lauwarme Füllung auf den Teig streichen.
Backzeit: 40 - 45 Minuten bei 175 Grad.
Backofen erst einschalten, wenn der Kuchen eingeschoben wird.

TIPP:
Mathildes Mohnkuchen ist köstlich und gelingt immer. Einfach ausprobieren!

Waffeln

125 g weiche Butter
4 Eier – getrennt
1 Prise Vollmeersalz
200 g Weizenvollkornmehl
1/4 l Flüssigkeit (halb Sahne, halb Wasser)
1 gehäufter EL grobe Haferflocken
Auf Wunsch Vanille oder Zimt zugeben.

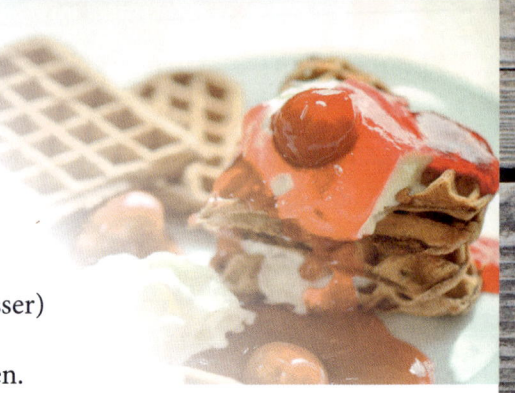

Butter schaumig rühren, Salz und Eigelb langsam hinzugeben.
Vollkornmehl, Haferflocken und Flüssigkeit abwechselnd unterrühren.
Eischnee zum Schluss mit der Hand unterziehen – diese Masse muss
dickflüssig sein.

Im Waffeleisen backen – die Waffeln sollen knusprig werden.
Tipp: Gelingt auch ohne Eier!

... und als Nachtisch Eis !!!

1/4 l Sahne
70 g Honig
1 TL Naturvanille
2 Eier (getrennt)

Sahne fast steif schlagen, dann Honig,
Vanille und Eigelb zugeben, weiter schlagen, bis die
Masse fest ist. Steif geschlagenes Eiweiß unterheben.
Ca. 2 Stunden ins Gefrierfach stellen.

Tipp:
Das Vanilleeis schmeckt auch sehr gut, wenn es mit heißen Himbeeren oder heißen Sauerkirschen serviert wird.

Abwandlungen:
Sie können die Sahne mit rohen Beeren mixen und einfrieren.
Oder gefrorene Beeren (nicht auftauen!) mit 1-2 Bananen mixen und mit
oder ohne Sahne servieren.

Backen mit Vollkornmehl

Bis hier haben Sie nun einige Neuigkeiten kennengelernt und ausprobiert. Wenn Ihnen die vorgeschlagenen Salate und die warmen Mahlzeiten geschmeckt haben, sollten Sie auch das Backen mit Vollkornmehl ausprobieren. Hier werden Sie vielleicht die stärkste Veränderung feststellen.

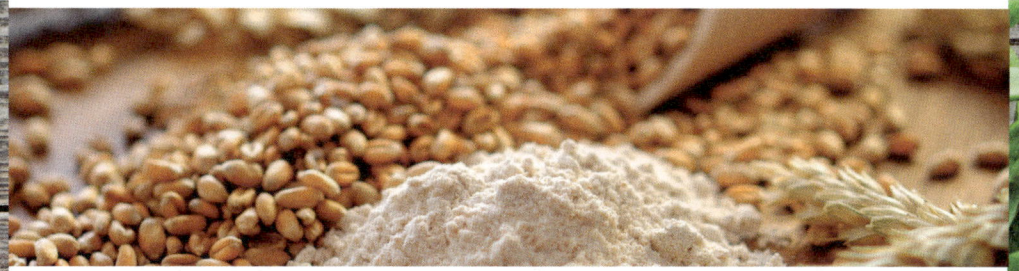

Vollkorngebäck

schmeckt aber so vorzüglich, dass Ihre Backversuche schnell akzeptiert werden und Ihnen den Mut zum Neuen geben!
Nahezu alle Brot- und Gebäcksorten, die Sie üblicherweise angeboten bekommen, sind aus Auszugsmehl hergestellt. Die Randschichten des Getreides und der Getreidekeim wurden entfernt, dadurch fehlen dem Mehl die bereits erwähnten Vitalstoffe, vor allem das notwendige Vitamin B 1. Beim Vollkornmehl sind diese wichtigen Stoffe noch vorhanden, da das ganze Getreidekorn vermahlen wird.

Ideal ist es natürlich, wenn Sie das Mahlen selbst unmittelbar vor dem Backen vornehmen können. Wenn Sie noch keine Getreidemühle haben, achten Sie beim Einkauf darauf, dass Sie frisch gemahlenes Vollkornmehl erhalten, denn durch lange Lagerung gehen wertvolle Stoffe verloren.

Da die gesamten Bestandteile des Getreides im Vollkornmehl enthalten sind, wird das Gebäck etwas dunkler als der übliche Kuchen aus Auszugsmehl. Vielleicht sollten Sie daher erst einen Kuchen ausprobieren, der Ihnen den Übergang zum Vollkorngebäck erleichtert.
Beginnen Sie doch mit einer Biskuit-Roulade, siehe nachfolgende Seite!

Biskuit-Roulade

4-5 Eier
125 g Honig
3 EL warmes Wasser
175 g Weizenvollkornmehl
1 gestr. TL Backpulver

Eigelb und Honig mit Handmixer oder Küchenmaschine rühren, Wasser esslöffelweise zugeben. So lange rühren, bis die Masse sehr schaumig ist. (Schnitt mit dem Küchenmesser sollte zu sehen sein!)
Zum Schluß Eischnee und Mehl abwechselnd leicht unterheben.
Das Backpulver erst in das letzte Drittel des Mehls geben.

Das Backblech fetten und mit Pergamentpapier auslegen, das ebenfalls eingefettet wird. Die schaumige Teigmasse gleichmäßig auftragen und in dem auf 200 Grad vorgeheizten Backofen 12-15 Minuten hellgelb backen. Sofort auf ein Geschirrtuch stürzen und das Pergamentpapier abziehen! Die Biskuitplatte mit dem Tuch aufrollen und ca. 2 Stunden auskühlen lassen.

Füllung
1/4 l Sahne schlagen.
Bevor die Sahne ganz steif ist, den Honig dazugeben(etwa 80 Gramm).
Frische Früchte (Erdbeeren, Himbeeren o. ä.) pürieren und unter die steife Sahne mischen.

Die ausgekühlte Roulade auseinanderrollen, mit der Füllung bestreichen, wieder zusammenrollen und gut gekühlt servieren!

TIPP:
Von der Füllung mehr herstellen, die Roulade rundum damit bestreichen und mit Früchten dekorieren.

Bananen-Kokos-Torte

Teig:
250 g Weizenvollkornmehl
80 g Honig
1 Ei
1 Prise Vollmeersalz
1 MS Zimt oder Naturvanille
1 gestr. TL Weinsteinbackpulver
70 g Butter

Füllung:
3 Pfund Bananen
1 Zitrone
2 Eiweiß
50 g Honig
125 g Kokosraspel
100-200 g Himbeeren oder Erdbeeren

Das Vollkornmehl mit allen Zutaten zu einem Mürbeteig verkneten.
30 Minuten ruhen lassen. Im vorgeheizten Ofen bei 200 Grad
ca. 20 Minuten vorbacken.
Bananen schälen und in ca. 3 cm lange Stücke schneiden. Mit Zitronensaft
beträufeln, dicht nebeneinander auf den ausgekühlten Tortenboden stellen.

Erdbeeren oder Himbeeren zwischen den Bananenstücken verteilen.
Eiweiß steif schlagen, den Honig zum Schluss zugeben.
Kokosraspel unter die Eiweißmasse heben und auf die Bananen streichen.
Nochmals im Backofen bei 200 Grad ca. 10 Minuten hellbraun abbacken.

Mohntorte

250 g Butter
250 g Honig
250 g frisch gequetschter Mohn

150 g fein gemahlene Haselnüsse
5-7 Eier trennen, Eiweiß steif schlagen
Rum, Zimt, Vanille

Butter schaumig rühren, Honig und Eigelb langsam zugeben und
verrühren, dann die Gewürze. Abwechselnd Mohn, Haselnüsse und
Eischnee vorsichtig von Hand unterheben (nicht mit dem Schneebesen).
Springform mit Backpapier auslegen, fetten. Dann den „Mohnteig"
gleichmäßig in der Form verstreichen. Backofen auf 160 Grad vorheizen.
Backzeit: 30 Minuten bei 160 Grad und weitere 30 Minuten bei 180 Grad.

SCHNEIDERS DATTELKUCHEN AUS AFRIKA

400 g Weizenvollkornmehl
3 TL Backpulver
2 Messerspitzen Vollmeersalz
500 g entsteinte Datteln, klein geschnitten
250 g Hasel- oder Walnüsse, gerieben
4 Eier
250 g zerlassene Butter

Vollkornmehl und Backpulver mischen. Zerlassene Butter, geschlagene Eier und alle anderen Zutaten unterkneten. Masse auf ein gefettetes Blech streichen. Bei 200 Grad 15 Minuten backen.
Abkühlen lassen und in kleine Würfel schneiden.

BIENENSTICH

500 g Weizenvollkornmehl
200 g Butter
1 - 2 EL Honig
Prise Salz
40 g Hefe
1/2 Tasse Wasser/Sahne-Mischung, 1/2 und 1/2

Hefe in der Flüssigkeit auflösen. Aus allen Zutaten einen Hefeteig bereiten – die zerlassene Butter zuletzt untermengen.
Der Teig braucht nicht zu gehen, er kann sofort verwendet werden.
Die Menge reicht für 1 Blech und für 1 Tortenform.

Belag:
200 g Honig
250 g geschälte Mandeln
125 g Butter
1/2 Tasse Sahne
1 TL Naturvanille
6 - 10 bittere Mandeln, gerieben

Die Butter mit gehackten Mandeln und Honig vorsichtig anbräunen. Sahne dazugeben, ca. 5 Minuten unter Rühren kochen lassen, mit Vanille würzen, dann auf den Teig streichen.
Bei 190 Grad 20 - 30 Minuten backen.

GEDECKTER APFELKUCHEN

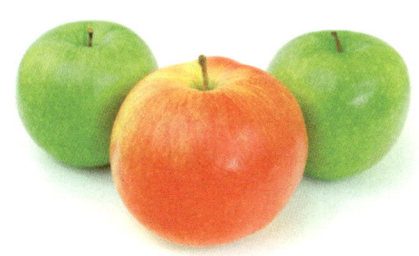

300 g Weizenvollkornmehl
200 g Butter
Prise Salz
5 EL eiskaltes Wasser
1 TL Honig

Alle Zutaten schnell verkneten, gut die Hälfte des Teigs ausrollen. Gefettete Springform damit auslegen, Rand hochziehen.

Füllung:
1000 - 1500 g Äpfel
Zimt nach Geschmack
Saft 1/2 Zitrone
50 - 100 g gehackte Mandeln
ca. 2 EL Honig (oder mehr)
100 g Rosinen
Naturvanille
2 EL sehr fein gemahlenes Weizenvollkornmehl

Äpfel grob raspeln, mit den übrigen Zutaten mischen und auf den Teig füllen. Teigrest ausrollen, auf die Füllung legen. Teigränder etwas zusammendrücken und in die Deckelmitte ein Kreuz einritzen, damit Dampf abziehen kann.
Ca. 40 Minuten bei 200 Grad backen.

ROSINENBRÖTCHEN ODER ROSINENSEMMEL

800 g Weizenvollkornmehl
1/2 l Flüssigkeit (halb Sahne, halb Wasser)
60 g Hefe
90 g Butter
2 TL Honig oder mehr, je nach Geschmack
1 leicht gehäufter TL Vollmeersalz
100-200 g Rosinen (ungeschwefelt)
1 Ei
etwas Streumehl

Hefe in etwas Wasser auflösen. In der warmen Flüssigkeit Butter und Honig auflösen, mit Mehl und Hefe verrühren. Zum Schluss das Salz unterkneten. Die Rosinen dazugeben. Den Teig gut schlagen und kneten, bis er sich als Kloß von der Schüssel löst. Die Schüssel und den Teig mit Vollkornmehl bestreuen, 30-40 Minuten abgedeckt gehen lassen. Das Teigvolumen hat sich dann ungefähr verdoppelt.

Den Teig auf einer leicht bemehlten Arbeitsfläche nochmals durchkneten, zu einer Rolle formen und in etwa 30 Stücke teilen (Teig reicht für zwei Bleche). Daraus formt man nun verschiedene Gebäcke und Brötchen, legt sie auf ein gefettetes Blech, bestreicht sie mit verquirltem Ei und backt sie bei 225 Grad ca. 20 Minuten im vorgeheizten Ofen, mittlere Schiene.

Die ganze Teigmasse kann nach dem letzten Durchkneten auch zu einem Semmel geformt werden, dann aufs gefettete Blech legen und mit verquirltem Ei bestreichen. 10-15 Minuten gehen lassen.
Backzeit etwa 45 Minuten.

Damit der Semmel nicht zu dunkel wird, empfiehlt es sich, ihn nach ungefähr 30 Minuten mit Backpapier abzudecken und zu Ende zu backen.

Brötchen

350 g kaltes Wasser	15 g Meersalz
40 g Hefe	600 g Weizenvollkornmehl

Hefe und Vollmeersalz in kaltem Wasser auflösen.
Das Vollkornmehl dazugeben und alles 10 - 15 Minuten gründlich kneten.
Falls der Teig zu fest ist, 1/2 Tasse kaltes Wasser nachgießen.
20 Minuten an einem warmen Ort bedeckt gehen lassen.
Nochmals 5 Minuten gründlich kneten und wieder gehen lassen.
Ofen auf 220 Grad vorheizen.
Mit nassen Händen je nach Größe 15 - 20 Brötchen
formen. Brötchen auf bemehltes Blech setzen und mit
Wasser besprühen. Blech auf mittlerer Schiene
einschieben, sofort auf 250 Grad schalten.
Nach 20 Minuten Backzeit auf 200 Grad zurück-
schalten und noch 15 Minuten backen.

TIPP:
Um die Brötchen knusprig zu bekommen, flache Schale mit kaltem Wasser in den Backofen stellen und Wrasenabzug verschließen, damit die Feuchtigkeit im Ofen bleibt.

Juttas Brötchenrezept
(für besonders Eilige!)

325 g Flüssigkeit (Sahne/Wasser-Gemisch 1/2 und 1/2)
120 g weiche Butter
450 g Weizenvollkornmehl
50 g Weizenschrot
1 Handvoll geriebene Nüsse
1 TL Vollmeersalz
40 g Frischhefe oder 1 Päckchen Trockenhefe

Frischhefe in Flüssigkeit auflösen. Mit dem Handmixer oder der
Küchenmaschine alle Zutaten so lange kneten, bis sich der Teig von der
Schüssel löst. Sofort mit einem Löffel Häufchen aufs gefette Blech setzen
und an einem warmen Ort bedeckt gehen lassen – 20 - 30 Minuten.
Ofen auf 200 Grad vorheizen. Dann auf mittlerer Schiene die Brötchen
25 - 30 Minuten backen.

FLADENBROT

500 g Weizenvollkornmehl
1 TL Vollmeersalz
5 - 6 EL Sonnenblumenöl
Sesam nach Geschmack
300 g Wasser

Alles verkneten, 10 Minuten ruhen lassen.
Kleine Teigstücke auf gefettetem Blech dünn ausrollen.
Teigmenge reicht für 2 Bleche.
Im vorgeheizten Ofen bei 250 Grad 10-15 Minuten backen.

… und zum Schluss auch noch Brotbacken für Hobbybäcker!

ROGGENMISCHBROT

Sauerteigherstellung – gelingt gut in einem hohen Weckglas mit lose
aufliegendem Glasdeckel (ohne Gummiring)

Erste Stufe
100 g Roggenvollkornmehl
100 g Wasser (40° C)

Mehl und Wasser im Weckglas mit dem Stiel eines Holzlöffels verrühren.
Dann mit dem Deckel abdecken. Temperatur bei ca. 30 °C halten und einen
oder besser zwei Tage stehen lassen.

Zweite Stufe
100 g Roggenvollkornmehl
100 g Wasser ca. 40 Grad

In den ersten Ansatz (Stufe 1) einrühren – der erste Ansatz riecht bereits
angenehm säuerlich. Die ganze Masse wieder abdecken und weitere
24 Stunden bei etwa 30 Grad stehen lassen.

Dritte Stufe
200 g Roggenvollkornmehl
200 g Wasser ca. 40 Grad

Diese Menge mit dem vorigen Ansatz (Stufe 1 und Stufe 2) verrühren,
nochmals einen Tag abgedeckt bei ca. 30 Grad stehen lassen.
Der Sauerteig ist nun fertig und sollte möglichst schnell verbacken werden.
Insgesamt haben Sie jetzt 800 Gramm Sauerteig. Zum Brotbacken brauchen
Sie 700 Gramm. Nehmen Sie 100 Gramm zum Vermehren ab, geben Sie ihn
in ein Schraubglas und bewahren ihn 6 - 8 Tage im Kühlschrank auf.
(1 - 2 Löcher in den Deckel stanzen.)
Beim nächsten Backen geht die Sauerteigzubereitung mit dem noch
vorhandenen Rest viel schneller (1/2-1 Tag).

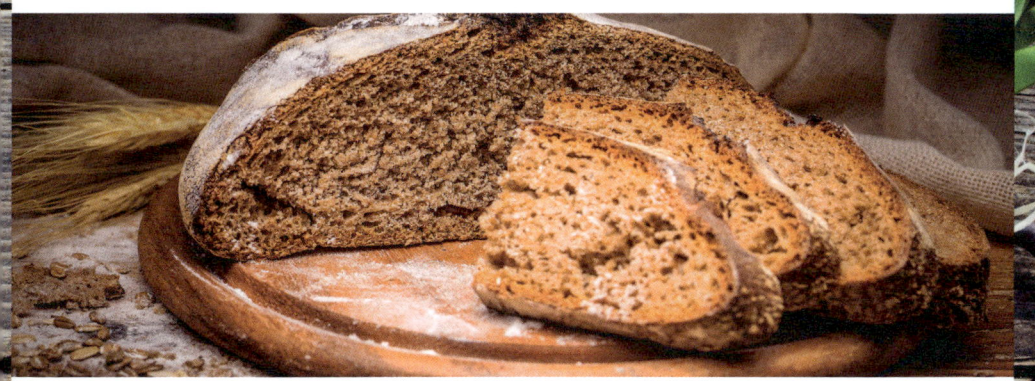

Man nimmt dann z. B. für 1 Brot:
50 g „alten" Sauerteig
375 g Roggenvollkornmehl
375 g Wasser ca. 40 Grad
Alles verrühren und abdecken.
12-24 Stunden an warmem Ort gehen lassen – fertig!

Wollen Sie nicht so oft backen, können Sie den Sauerteigrest auch bis zu
vier Wochen im Kühlschrank als „Krümelsauer" aufheben.
Man nehme dazu: Sauerteigrest und Roggenvollkornmehl. Sie kneten so
lange Mehl in den Sauerteig ein, bis er krümelt wie eine Streuselmasse.
Dann im Schraubglas (1 - 2 Löcher in den Deckel stanzen) im Kühlschrank
aufbewahren.

Nun zum eigentlichen Brotbacken:

300 g Weizenvollkornmehl
350 g Roggenvollkornmehl
700 g Sauerteig
20 g Vollmeersalz
20 - 25 g Hefe
300 g Wasser (ca. 40 °C)

Das Mehl gibt man in eine große Schüssel, macht rechts und links eine kleine Mulde, gibt in die eine Salz, in die andere die zerkrümelte Hefe, löst mit etwas Wasser die Hefe auf und schüttet unter gleichzeitigem Rühren das restliche Wasser und den Sauerteig dazu. Alles verrühren.

Bald rührt es sich schwerer. Jetzt mit der Hand weiterkneten, bis alles Mehl zu einer teigigen Masse verarbeitet ist. Dauer ca. 3 - 5 Minuten.
Teig zur Mitte der Schüssel hin anwölben. Vollkornmehl über die Oberfläche streuen, Schüssel gut abdecken und ca. 30 Minuten an einem warmen Ort gehen lassen.

Danach den Teig 8 - 10 Minuten gut durchkneten und in Form bringen – Streumehl ist wichtig! Außenränder des Teigs immer wieder nach innen klappen, dabei den Teig auf der gut bemehlten Arbeitsfläche drehen.

Nun das Brot mit dem Teigschluss nach unten in eine gefettete, große Kastenform legen oder offen auf dem Blech backen. Dafür einen länglichen Laib oder eine Kugel formen und mit dem Teigschluss nach unten auflegen. Teig mit warmem Wasser abstreichen und mit einer Gabel einstechen.

Dann mit Schrot, Sesam, Haferflocken, Leinsamen o. ä. bestreuen, zudecken und eine Stunde zum Weitergären abstellen.

Achtung: Kastenform darf nur halb gefüllt sein !!!
In den auf 225 Grad vorgeheizten Ofen schieben.
3-Pfund-Brote etwa 70-80 Minuten backen.
11/2 Pfund-Brote ca. 50-60 Minuten backen.
Anschließend aus der Form stürzen und auf einem Rost auskühlen lassen.
Nach 3-4 Stunden kann das Brot gegessen werden.

... UND ZUM FRISCHEN BROT SCHMECKT AM BESTEN SELBSTGEMACHTER BROTAUFSTRICH!!

CASHEW-MEERRETTICH-BUTTER

125 g weiche Butter
125 g Cashewkerne
Meerrettich nach Geschmack, frisch oder aus dem Glas
Senf
Zwiebeln, sehr fein geschnitten
Gewürze (nach Geschmack):
Schnittlauch, Petersilie, Sellerieblätter,
Kräutersalz, Pfeffer

Butter schaumig schlagen. Cashewkerne fein mahlen, mit Butter und Meerrettich vermengen und pikant abschmecken.
Achtung! Den Meerrettich nach Geschmack beigeben. Bei frisch geriebener Meerrettichwurzel genügt eventuell ein Teelöffel voll. Meerrettich aus dem Glas hat seine Schärfe durch Erhitzen eingebüßt, so dass Sie davon mehr verwenden können.

Tomaten-Möhren-Aufstrich

200 g Tomatenmark
2-3 mittelgroße Möhren sehr fein reiben
1 mittelgroße Zwiebel sehr fein schneiden
125 g weiche Butter
Kräutersalz, Kräuter der Provence

Butter mit allen Zutaten gut vermengen.
Der Aufstrich lässt sich zum Servieren gut in Paprikaschoten füllen!
Tipp: Sollten sich Butter und Tomatenmark schlecht vermischen, liegt dies an den unterschiedlichen Temperaturen. Gefäß in Wasserbad stellen und warmen Aufstrich nochmals gut durchrühren.

Nougatcreme

125 g Erdnussmus
125 g weiche Butter
100 g Honig
11/2 EL Kakao

Tipp:
Für Nusskonfekt aus Nougatcreme die Masse in Papierförmchen spritzen und gefrieren lassen.

Butter schaumig schlagen und mit allen anderen Zutaten gut verrühren.

Tipp: Für besondere Gelegenheiten eine Tortenplatte mit weißer Küchenpapierspitze belegen, Bananenscheiben von ca. 1 cm Stärke aufsetzen und mit einem Spritzbeutel die Nougatmasse dekorativ auf die Bananenscheiben geben.

Guten Appetit!

Buchtipps zum Kochen & Backen

Dr. M. O. Bruker – Band 1: Unsere Nahrung – unser Schicksal

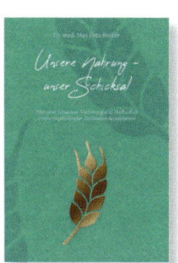

Mit diesem Buch schuf Dr. Bruker ein Standardwerk der modernen Ernährungswissenschaft nach Bircher-Benner und Kollath. Während der größte Teil der Ernährungsliteratur auf chemisch-analytischer Betrachtungsweise aufbaut und theoretisches Wissen vermittelt, schöpft Dr. Bruker als praktizierender Arzt und ehemaliger ärztlicher Leiter eines überregionalen Zentrums für Ganzheitsmedizin aus seiner umfangreichen jahrzehntelangen Erfahrung am Menschen und führt jeden Leser zum Verständnis der wahren Ursachen der ernährungsbedingten Zivilisationskrankheiten. Er hat den Begriff „Vitalstoffreiche Vollwertkost" geprägt. Auch als Hörbuch erhältlich! **Gb., 459 S., € 20,80, Best.-Nr. 01018Jub**

Gutjahr, Ilse / Richter, Erika: Brot backen

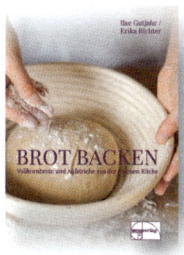

Brot backen macht Spaß! Die Handhabung von Natursauerteig und Hefeteig ist im Grunde kinderleicht. Mit den richtigen Zutaten und bei der richtigen Temperatur kümmert sich der Teig um sich selbst – Sie müssen ihm dann nur noch etwas einheizen! Und wenn Sie am Ende das selbst hergestellte Brot genießen, wissen Sie sogar, was drin ist. **Br., 112 S., € 18,80, Best.-Nr. 1121011**

Gutjahr, Ilse: Mit Vollkorn in Bestform

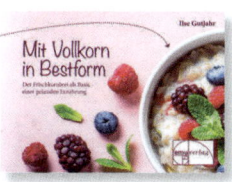

Es ist die einfachste Sache der Welt – und trotzdem werden immer wieder Fragen zum Frischkornbrei gestellt: Was steckt in diesem natürlichen Energiespender? Wann soll man ihn essen? Vertrage ich das frische Korn überhaupt? Der Frischkornbrei ist die Grundlage einer gesunden Ernährung. Warum das so ist, erklärt Ilse Gutjahr in bewährter Manier verständlich und eindringlich. Dieses Buch liefert Ihnen nicht nur viele Ideen rund um den Frischkornbrei. Sie finden hier auch fundierte Argumente für eine gesunde, vollwertige vegetarische Ernährung! **flexibel gebunden, 196 S., 13,80 €, Best.-Nr. 1121000**

GUTJAHR, ILSE: DAS GROSSE DR. M. O. BRUKER ERNÄHRUNGSBUCH

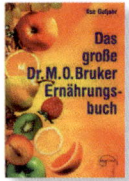

Die wichtigsten Fragen und Antworten rund um die Vollwertkost bietet dieses Buch. Dr. Bruker begleitet den Leser mit ärztlichem Rat aus ganzheitlicher Sicht. Gesundheitstipps und über 100 Rezepte mit bestechend schönen Farbfotos runden das Standardwerk ab.
Gb., 253 S., € 23,80, Best.-Nr. 1121007

GUTJAHR, ILSE: DIE VITALSTOFFREICHE VOLLWERTKOST NACH DR. M. O. BRUKER

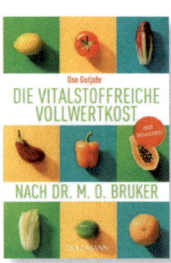

Dieses Buch ist kein Kochbuch üblicher Art, es ist etwas ganz Besonderes! Es enthält köstliche Rezepte, und der gesundheitsbewusste Feinschmecker, der sie zubereitet, wird so nebenbei und fast unmerklich in die Gedanken der modernen Ernährungslehre eingeführt. So finden sich in fast spielerischer und doch wissenschaftlich exakter Weise zwischen den Rezepten kurze Grundinformationen über das Wesen einer gesunden Ernährung.
Tb., 288 S., € 12,00, Best.-Nr. 1121003

GUTJAHR, ILSE / RICHTER, ERIKA: STREICHELEINHEITEN

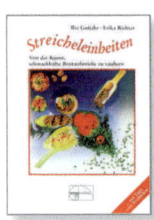

Leckere Brotaufstriche sind wahre Streicheleinheiten, und sie sind gesund! Zusätzliche Brot- und Brötchenrezepte machen dieses Buch zu einem Geschenk für verwöhnte Gaumen.
Gb., 134 S., € 18,80, Best.-Nr. 1121005

GUTJAHR, ILSE: …EINFACH RAFFINIERT!

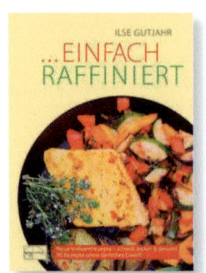

Neue Vollwertrezepte – tiereiweißfrei – schnell, lecker & gesund! Ein Kochbuch, praxisnah geschrieben, voller wertvoller Tipps & Tricks – und konsequent im Anspruch an eine gesunde Ernährung.
Br., 111 S., € 17,80, Best.-Nr. 1121009